LE KAVA

ET DE

SES PROPRIÉTÉS BLENNOSTATIQUES

PAR

Edouard DUPOUY,

Docteur en médecine de la Faculté de Paris,
Médecin de la marine,
Membre de la Société d'anthropologie.

PARIS

V. ADRIEN DELAHAYE ET Cᵉ, LIBRAIRES-ÉDITEURS

PLACE DE L'ÉCOLE DE MÉDECINE

1878

LE KAVA

ET DE

SES PROPRIÉTÉS BLENNOSTATIQUES

PRINCIPAUX TRAVAUX DE L'AUTEUR :

———————

Contribution à l'étude anthropologique des îles Wallis, *Bulletin de la Société d'anthropologie*, mars 1875.

Le Kava contre la blennorrhagie, *Journal de thérapeutique*, 1876.

LE KAVA

ET DE

SES PROPRIÉTÉS BLENNOSTATIQUES

PAR

Edouard DUPOUY,

Docteur en médecine de la Faculté de Paris,
Médecin de la marine,
Membre de la Société d'anthropologie.

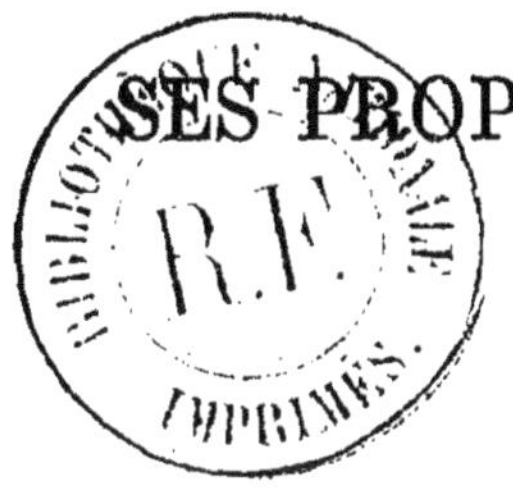

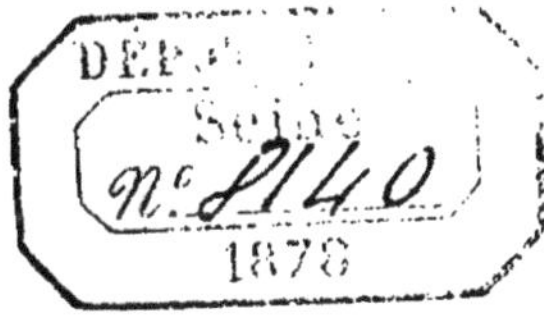

PARIS

V. ADRIEN DELAHAYE ET Cᵉ, LIBRAIRES-ÉDITEURS

PLACE DE L'ÉCOLE DE MÉDECINE

1878

LE KAVA

ET DE

SES PROPRIÉTÉS BLENNOSTATIQUES

INTRODUCTION.

Le 29 juin 1874, le *L'Hermitte* fit naufrage en vue des îles de Wallis. Embarqué comme second médecin à bord de cet aviso, nous nous trouvâmes à terre, sur l'îlot de Nukuatea, avec assez bon nombre d'hommes atteints de blennorhagie contractée à Tahiti, et sans même les médicaments de première nécessité que la mer nous avait enlevés.

La reine Amélia et quelques naturels qui nous secoururent envoyèrent du kava à notre campement, kava qui, des les premiers jours, produisit, chez nos vénériens, un effet salutaire et si frappant que nous en recommandâmes l'usage régulier. Après une dizaine de jours, tous furent guéris.

Emerveillé par le résultat, nous nous promîmes de parler du kava, à notre retour en France et d'aider, dans la mesure de nos forces, à faire entrer dans la thérapeutique cette pipéracée qui y posséde une si petite place et que ses remarquables propriétés blennostatiques doivent classer parmi les agents les plus efficaces contre les écoulements de l'urèthre.

Nous publions ici les observations d'un buveur de kava, heureux d'apporter une petite pierre au grand édifice de la thérapeutique.

Définition.

Le kava (piper methysticum, Forster), est une plante originaire des îles de l'Océanie, de la famille des pipéracées, haute de 4 à 5 mètres, d'une ressemblance assez frappante avec les jeunes pousses du figuier de France.

Cette plante est vivace et la racine sert à préparer une liqueur qui porte le nom de la plante elle-même.

Cook en parlant du kava, à Tahiti, raconte que les naturels préparaient la liqueur avec la feuille et ajoute qu'il n'a pas vu la préparation. Tout porte à croire que le marin a été induit en erreur.

Synonymie.

La plante que nous désignerons toujours sous le nom de *kava* dans le cours de ce travail, est encore nommée kava-kava, kawa, kawa-kawa, ava, ava-ava, awa, awa-awa, e'ava par les Polynésiens, et par les naturalistes piper méthysticum (Forster), macropiper, piper inebrians.

Les naturels des îles Samoa et des Wallis le nomment kava tout court ou bien redoublent le mot. Aux îles de la Société et à Tahiti en particulier, on dit ava; cette suppression du *k* tient à la plus ou moins grande pureté de la langue maorie.

Le principe cristallisable a été nommé kavahine (Cuzent), méthysticine (Gobley), kavhine (O'Rorke). Nous adopterons l'appellation de *kavaïne* comme plus simple et rappelant le mot kava.

Description botanique.

La racine est la partie la plus intéressante de la pipéracée. Sur son pourtour on remarque, symétriquement disposées, plusieurs radicules se terminant par des radicelles finement déliées. Son aspect et son poids diffèrent, selon qu'on la considère fraîchement cueillie ou desséchée : fraîche, elle est d'une couleur gris-verdâtre et son poids qui est de 2 kilogrammes en moyenne, peut s'élever jusqu'à 6 ou 7 ; sèche, son poids est diminué de moitié environ ; l'épiderme est grisâtre, ratatiné.

A la coupe elle n'est pas creuse comme on l'a dit. Elle offre à considérer des cellules ou mieux des cloisons incomplètes formées de tissu ligneux, plus larges vers le centre qu'à la périphérie et renfermant une matière blanchâtre, ratatinée sur elle-même lorsque la dessiccation est très-avancée ; cette matière, facilement attaquable par un instrument tranchant, est très-légère, se laisse entamer par l'ongle et se détache facilement de ses cloisons. Mâchée, on lui trouve le goût du kava, et mise dans l'eau elle surnage presque. Cette racine est légèrement tordue en général et peut atteindre la longueur de 1 mètre.

Les tiges qui naissent de cette racine sont lisses, sarmenteuses, cylindriques, légèrement flexueuses et se terminent par des rameaux herbacés. Elles offrent, à considérer, de distance en distance des nœuds qui sont pleins. Dans l'intervalle des renflements, la tige est légèrement creuse ou bien renferme un tissu blanc analogue à celui que l'on trouve dans les tiges de tilleul.

Comme dans les monocotylédonés, les tiges offrent sur leur périphérie un cercle ligneux de 15 à 18 millimètres d'épaisseur et de nombreux faisceaux vasculaires épars au milieu d'un tissu blanc, jaune ou rosé, selon les espèces.

Les feuilles membraneuses, à pétioles engaînants, sont étalées, profondément échancrées en cœur à leur base, légèrement accuminées et subarrondies au sommet et offrant de 11 à 13 nervures saillantes qui toutes partent de la base de la nervure médiane. A 2 centimètres de la base de la feuille, le pétiole se dilate et forme une gaîne amplexicante verte ou violacée. Les jeunes feuilles sont munies de stipules vertes, étroites, foliacées, caduques, quelquefois de couleur vineuse.

Les fleurs sont dioïques, réunies en chatons axillaires, nus et allongés.

Les fruits sont des baies monospermes.

M. Cuzent signale à Tahiti quatorze variétés de kava, mais pas assez distinctes pour être signalées.

Géographie botanique.

Plante originaire de l'Océanie, l'aire du piper méthysticum peut être assez exactement comprise entre les 23° parallèles nord et sud ; en longitude, on le trouve entre les 143° à l'ouest et 174° à l'est du méridien de Paris. C'est une plante intertropicale où les pipéracées sont très-communes.

Le kava a été signalé dans les îles de la Sonde, nous n'avons pu trouver de documents là-dessus.

En Mélanaisie, il est cultivé à Fidji-Levou, Vanoua-Levou, Somo-Somo, Viva, Biva, Nuviti, Ya-Asaoua, Gora, Kautava, Ovolau, Lakemba, de l'archipel des Viti.

Dans ces diverses iles. le kava est encore bu journellement par les naturels.

Nous allons entrer maintenant en Polynésie où se trouve la vraie patrie du kava et nous le suivrons du sud au nord à travers ces nombreuses îles qui ont cette orientation et dont la polarité est frappante.

Archipel des Tonga. — Ici le kava est très-commun dans les bois et à l'état sauvage, et cultivé. On le trouve en abondance à Tonga-Tabou, à Soua, Anamouna, Tafua et Vavoa.

Dans l'archipel des Navigateurs, la pipéracée est cultivée aux îles Savaï, Opulu, Tutuila, Fanfué, Pola, Tohou, Olo-Singa, Aborima et à Maouna. C'est dans cette dernière, une des plus fertiles du groupe, que fut massacré, par les habitants, le naturaliste Lamanon. On la trouve encore à l'île Rotouma. Aux Wallis, on la trouve en abondance sur l'île Uvéa et en moins grande quantité à Nukuatea. En remontant vers le nord, on la trouve aux îles Foutuna et à l'île Solitaire. Les ilots Nukunono et Fakaafo ne la possèdent pas.

Le kava se trouve dans les groupes de l'archipel de Cook et des Tubuai. Aux iles de la Société, il est très-commun. On le trouve particulièrement aux iles Raiatea, Moorea et Taïti.

Dans cette dernière, comme aux autres, la culture en est complètement abandonnée depuis de nombreuses années ; beaucoup de naturels ne savent même plus de quoi on leur parle, ainsi que nous avons pu le constater plusieurs fois.

Dans nos diverses excursions à travers l'île, nous avons souvent vu la plante qui y est très-commune, mais fort rabougrie. Elle nous a paru plus répandue à Timaono et dans la vallée de Fataua que partout ailleurs. Les tiges en sont très-grêles.

Le kava n'est pas signalé aux iles Gambier. L'archipe dangereux ou des Pomotu le possède.

Aux iles Marquises la plante est cultivée et représentée dans toutes les îles, à la Dominique, Christine, Nuka-Hiva, etc. Cette dernière est celle où l'on fait la moins grande consommation de la liqueur.

Dupouy.   2

Aux îles Sandwich, la plante tombe en mépris. Cet archipel qui est l'intermédiaire naturel entre l'Amérique et l'Asie boit des liqueurs. La culture et la consommation du kava diminuent en Polynésie en raison des relations commerciales qui apportent les liqueurs d'Europe ou d'Amérique. Le roi Kamehameha n'en boit plus, dans sa bonne ville de Honolulu.

L'île Oahou est encore signalée comme ayant le kava en honneur : les chefs en boivent tous les matins avant le repas.

En somme, la plante se rencontre dans presque toute la Polynésie, excepté toutefois dans certaines îles madré-poriques.

Analyse chimique.

La composition du kava peut être représentée de la manière suivante :

Eau	15.00
Cellulose	26.00
Amidon	49.00
Méthysticine ou mieux Kavahine)	1.00
Résine âcre et aromatique	2.00
Matière extractive, substance gommeuse	3.00
Chlorure de potassium	1.00
Magnésie, silice, oxyde de fer	3.00
(GOBLEY).	100.00

Eau. — Soumise à l'action de la chaleur, la racine paraît perdre 15 p. 100 d'eau dans l'analyse de M. Gobley et 55 p. 100 dans celle de M. Cuzent. Cette énorme différence tient à ce que le premier a opéré sur une racine desséchée tandis que M. Cuzent a opéré, à Taïti, sur une racine fraîche.

Cellulose et amidon. — Epuisée (Gobley), par l'eau et par

l'alcool, la racine de kava laisse un résidu considérable dont le poids s'élève jusqu'à 75 p. 100. La coloration bleu foncé qu'elle prend au contact de l'eau iodée ne permet pas de douter quelle ne renferme une grande quantité d'amidon. Le ligneux et l'amidon se trouvent dans le rapport de 26 p. 100 pour le premier et de 45 p. 100 pour le second.

L'amidon offre des grains arrondis.

Résine. — Cette substance se dissout avec la méthysticine lorsqu'on traite la racine de kava par l'alcool, mais, comme elle est peu soluble, on arrive à la séparer d'une manière complète en multipliant un grand nombre de fois les dissolutions et les cristallisations.

Cette matière résineuse offre une consistance molle, une couleur jaune verdâtre, une odeur aromatique forte, une saveur âcre et piquante ; elle excite la salivation. Elle fond vers 50º, et, si on élève davantage la température, elle se décompose. Elle est insoluble dans l'eau ; elle se dissout facilement dans l'alcool et dans l'éther qu'elle colore en jaune. L'acide sulfurique pur comme celui du commerce lui communique une couleur rouge très-intense qui persiste pendant quelque temps.

C'est dans cette matière âcre qui se rapproche plutôt des résines que des corps gras, que résident surtout les propriétés médicales du *piper methysticum.*

Matière gommeuse. — Lorsqu'on traite par l'eau froide la racine de kava, on obtient une liqueur qui donne, par l'évaporation un extrait d'une couleur brune, sans odeur sensible et peu sapide. L'alcool en sépare une substance qui présente toutes les qualités de la gomme.

Sels. — 20 grammes de cette substance, incinérés dans un creuset de porcelaine, ont donné 0 gr. 80 d'une cendre

grisâtre que l'eau distillée a divisée en deux parties : sels
solubles 0 gr. 20, sels insolubles 0 gr. 60. Les sels solubles
consistaient surtout en chlorure de potassium ; il s'y trouve
aussi une petite quantite de carbonate de potasse. Le carbonate et le phosphate de chaux sec, des traces de magnésie,
de silice, d'alumine et d'oxyde de fer forment la partie insoluble.

Kavahine (Cuzent). — La kavahine s'obtient en traitant
directement par l'alcool, dans un appareil à déplacement,
de la racine du piper méthysticum grossièrement pulvérisée.
On filtre la liqueur jaune obtenue, on la concentre par
distillation, puis on fait cristalliser.

On sépare les cristaux formés et on les place dans un entonnoir en verre tamponné de coton à la douille. On les lave
avec de l'alcool faible, puis on les redissout dans de l'alcool
à 84°. Quand la dissolution est complète, on y ajoute du
noir animal lavé pour la décolorer, on fait bouillir quelques
minutes et on filtre la liqueur qui, devenue claire, laisse
déposer par le refroidissement des houppes blanches cristallines, qu'on purifie davantage, si cela est nécessaire, par
de nouvelles dissolutions et cristallisations.

Propriétés physiques et chimiques de la kavahine. — Par
sa blancheur, sa légèreté et sa cristallisation, la kavahine
rappelle le sulfate de quinine. Elle se présente en houppes
soyeuses composées de prismes fins et déliés, inaltérables
à l'air et sans odeur.

Elle subit un commencement de fusion à 120 degrés ; à
130 elle constitue un liquide incolore, qui, par la concentration, devient jaune ambré. Brûlée sur une lampe de
platine, elle laisse un résidu charbonneux brun.

Elle est insipide, très-peu soluble dans l'eau froide, soluble
dans l'eau bouillante. Cette dissolution neutre aux papiers

réactifs, abandonne, en se refroidissant, des prismes aiguillés de kavahine.

Elle se dissout très-bien dans l'alcool et dans l'éther.

L'acide chlorhydrique pur l'attaque et la colore en rouge, couleur qui, à l'air, passe au jaune orpiment. Etendu d'eau, cet acide colore d'abord légèrement en jaune la kavahine et dès qu'on porte la liqueur à l'ébullition elle prend une teinte ambrée, qui, quelques secondes après, devient rouge orangé : la kavahine se dissout et l'on remarque quelques gouttelettes brunes , de nature huileuse, à la surface de la liqueur. L'eau versée dans cette dissolution la trouble et en sépare la kavahine. L'acidé azotique, pur et concentré, dissout la kavahine à froid et, si l'on fait intervenir l'action de la chaleur, l'on voit apparaître des vapeurs rutilantes d'acide hypo-azotique : la liqueur, versée, dans l'eau, la colore en vert. Etendu d'eau, cet acide dissout la kavahine avec le concours de la chaleur; la liqueur jaune rougeâtre d'abord, passe au rouge brun, puis devient verte : d'abondantes vapeurs rutilantes se dégagent encore pendant la réaction.

L'acide sulfurique, pur et concentré, donne à froid, par son contact avec la kavahine, une riche couleur pourpre violet; cette belle couleur disparaît au bout de quelques minutes d'exposition à l'air et devient verdâtre. L'eau versée sur ce mélange le fait à l'instant virer au vert.

Si l'on fait bouillir de l'acide sulfurique avec de la kavahine, le mélange pourpre violet tout d'abord, brunit bientôt et la kavahine se charbonne.

Si la kavahine n'est pas suffisamment purifiée, elle est jaune, et, dans ce cas, l'acide sulfurique concentré produit avec elle une vive couleur de carmin.

L'acide sulfurique étendu d'eau, donne à chaud une couleur ambrée qui se fonce de plus en plus. L'acide acétique la dissout, surtout à chaud, et la liqueur, restée incolore, cristallise en se refroidissant. L'eau la précipite de cette dissolution. La potasse caustique, en solution concentrée et portée à l'ébullition, dissout la kavahine; par le refroidissement celle-ci donne un précipité jaune composé d'une agglomération de cristaux au milieu desquels se distinguent de nombreux octaèdres.

La kavahine a été nommée ainsi pour perpétuer le nom de kava donné par les Polynésiens au piper méthysticum. Elle se distingue de la pipérine et de la cubébine par les réactions colorées qu'elle donne avec les acides concentrés et surtout par l'*absence d'azote* dans sa constitution chimique.

Analyse de M. Roux, pharmacien-inspecteur de la marine. — La kavahine renferme pour 100 parties :

Carbone	65.847
Hydrogène	5.643
Oxygène	28.510

M. Gobley lui donne 1,12 d'azote p. 100.

Il y aurait, d'après Cuzent, une *huile essentielle jaune citron*, unie à une *résine balsamique* et du tannin en petite quantité.

Historique.

L'histoire du kava remonte à 1767 au voyage de Wallis. C'est depuis cette époque que les navigateurs et les touristes en parlent dans leurs relations. Aussi trouve-t-on en lisant le journal de ces divers explorateurs la description de la cérémonie du kava qui n'a pas varié de nos jours ainsi que les divers usages qui s'y rattachent. Cette partie de la question a été bien observée par presque tous ; mais il n'en est plus de même lorsqu'ils discourent de l'action physiologique du kava. Ici les versions les plus diverses et les plus contradictoires sont faites ; c'est sur ce sujet qu'on a raconté les choses les plus extravagantes et inventé de vrais romans, intéressants sans doute, mais complète- ment à côté de l'observation scientifique.

Ces divers auteurs ne seront cités que pour mémoire à l'index bibliographique.

Enfin près d'un siècle plus tard, vers 1856, commence l'étude scientifique du kava avec M. Cuzent, pharmacien de la marine, qui fit à cette époque un assez long séjour à Taïti. Après en avoir fait une bonne analyse, découvert la kavahine et fait la description de la plante, il parle de ses propriétés physiologiques. Ici, nous ne serons pas toujours d'accord, ses opinions ne concordant pas, en tout point, avec nos observations.

M. Cuzent qualifie le kava de « liqueur mortelle (1). »

Dans sa brochure *O'Tahiti*, M. Cuzent écrit :

« A dose élevée, le kava détermine une ivresse triste, si- lencieuse et somnolente, complètement différente de celles que produisent les boissons alcooliques. »

Plus loin :

« L'ivresse du kava a de l'analogie avec celle de l'opium et l'on voit les buveurs de kava comme les Theriakis s'af- faisser sous le poids de leur corps. »

. . . .

« Dès que les Polynésiens ont pris ce breuvage ils cau- sent et plaisantent entre eux, tout en exhalant par le nez ou en avalant la fumée de leur cigarette, qu'ils rendent ensuite par la bouche avec beaucoup de lenteur. Tout à coup ils *pâlissent* (2), ils se taisent ; leurs traits prennent une expres- sion morne, hébétée ; leur vue se trouble ; une vive rougeur

(1) Cuzent. In rev. Colon. série 2, t. XV, p. 582,
(2) La pâleur est difficile à constater, vu la couleur noire des habitants,

des conjonctives et des phénomènes de diplopie se manifestent. La circulation se ralentit d'une manière notable et tout le corps est pris d'un tremblement nerveux avec projection de la face en avant qui rend la station et la marche absolument impossibles. Des sueurs abondantes surviennent et chose singulière de fréquentes envies d'uriner (jusqu'à vingt fois dans une heure)...

« ...Absence complète d'appétits génésiques. Nos buveurs restent dans une sorte d'ivresse qui ne trouble pas les facultés intellectuelles. L'effet du kava épuisé, ils ressentent une grande fatigue dans les articulations. »

Voilà pour le kavaisme aigu.

M. Cuzent distingue avec raison l'ivresse, ou mieux la *stimulation* du kava de l'ivresse éthylique. Quant au reste de la description, sauf l'action diurétique et anaphrodisiaque, il ne nous a pas été donné de jamais observer rien de semblable sur nous-même et nos amis et nos camarades, sur les Polynésiens, pendant une année passée en Océanie et de nombreuses expériences faites depuis quatre ans.

Les idées de M. Cuzent se sont du reste modifiées là-dessus puisque dans d'autres passages :

« Les vieux buveurs, continue le même auteur, ont en outre la vue très-obscurcie, les conjonctives très-rouges, les dents fortement colorées en jaune; leur peau est sèche, écailleuse, fendillée et ulcérée partout où elle offre des épaisseurs, aux mains et aux pieds par exemple et ils finissent par tomber dans un état complet d'émaciation et de décrépitude.

. . . .

« Les Taïtiens qui parvenaient à guérir leurs ulcères produits par l'abus du kava étalaient avec fierté leurs cicatrices. »

Les femmes, dit-il, les recherchaient comme raffinés en amour.

Ces deux dernières phrases ne soutiennent pas la discussion puisque l'auteur dit plus haut que la liqueur produit une « absence complète des appétits génésiques ; » ce qui est vrai.

L'auteur s'est laissé vraisemblement induire en erreur pour faire la description qui précède du kavaïsme chronique. Il n'a pas eu du reste l'occasion d'en observer des cas à Taïti où, de son temps, on ne buvait déjà plus la liqueur et où la plante n'était plus cultivée.

La liqueur ne s'éliminant presque pas par la surface cutanée, il est peu vraisemblable qu'elle puisse produire de si grands désordres sur le tégument externe. Les ulcères cicatrisés ou non sont très-fréquents chez les Polynésiens ; ils sont dus à la syphilis et à la scrofule, deux diathèses qui feront table rase des Polynésiens.

Quant à la peau écailleuse et fendillée de la maladie nommée « arevareva », ce n'est autre chose que l'icthyose assez fréquente en ces parages. Nous avons surtout rencontré cette maladie à Nukunono et à Fakaafo, petites îles où on ne boit jamais une goutte de kava, la plante faisant complètement défaut.

M. Cuzent raconte qu'une femme de Nukuahiva est morte empoisonnée par le kava, en trois heures.

En faisant remarquer que cette île est celle des Marquises où l'on fait une consommation modérée de la liqueur, nous traitons ce fait de fantaisiste.

Rendons à chacun ce qui lui est dû : M. Cuzent a découvert la kavaïne ; mais il n'a pas été à même de bien observer l'action de la plante qu'il a décrite et analysée.

M. le D^r O'Rorke, dans un voyage fait sur le navire belge l'*Océanie*, a eu l'occasion de voir le kava. Il en a fait l'analyse seul d'abord, dit-il, puis conjointement avec M. Gobley (1860).

Ce distingué confrère paraît avoir bien observé, mais trop

peu, et il est regrettable qu'on ne tienne pas de lui des observations détaillées. Il a ramené, bien qu'incomplètement, à une plus juste valeur les descriptions exagérées que donne M. Cuzent du kavaïsme.

« L'action de cette boisson, dit-il, n'est pas enivrante comme celle des alcooliques. » Cet observateur n'en a éprouvé qu'un sentiment de bien-être et une augmentation de l'appétit provenant de la stimulation de l'estomac ; le sommeil était aussi calme que d'habitude. Il est regrettable que nous ne sachions pas à quelle dose il a éprouvé cela. Tout porte à croire que c'était à dose modérée.

C'est donc pour nous, à M. le D^r O'Rorke que commence la bonne observation sur l'action physiologique du kava.

M. O'Rorke en fait toutefois un sudorifique très-puissant. Ici nos observations combattent complètement cette assertion, qui ne repose sur aucun fondement. Nos observations prouvent toutes le contraire; du reste, l'action diurétique du kava, la théorie de l'hydro-diurèse aqueuse de M. Gubler contredisent cela.

M. O'Rorke a signalé aussi l'influence heureuse du kava sur les affections catharrales et les blennorrhagies en particulier; on ne possède, de lui, aucune observation làdessus.

Nous citerons encore le Dr Nadeaud qui dans sa thèse : *Plantes usuelles des Tahitiens*, parle du kava.

Nous disons de lui ce que nous avons dit de M. Cuzent qu'il n'a pas été, à Tahiti, à même de bien voir, s'il a observé. Il nous parait, du reste, s'être inspiré beaucoup du travail de M. Cuzent (O'Tahiti).

« On a dit que l'ivresse de l'ava était accompagnée de rêves agréables, il n'en est rien.... les sueurs profuses dont parlent les auteurs sont une pure invention destinée à expliquer les effets dépuratifsdel'ava..., il est bien certain, au contraire, qu'au lieu de provoquer les sueurs, l'ava les diminue manifestement. Des Tahitiens ont recours à l'ava dans les affections rhumatismales, dans la bronchite et la blennorrhagie. Chez les deux sexes, je l'ai vu employer chez les phthisiques auxquels elle ne paraît pas favorable. »

Nous sommes d'avis, que contrairement à l'opinion émise par le D^r O'Rorke sur les sueurs profuses, le kava n'a pas d'action sur les glandes sudoripares.

En 1876 (1), nous avons publié un travail sur les propriétés blennostatiques du piper methysticum.

En 1878 (2), M. le professeur Gubler a publié les premières observations et interprété le premier, scientifiquement, l'action physiologique de la racine.

Au sujet de l'analyse de la plante et de la priorité de la découverte du principe neutre cristallisable, il s'est élevé. en 1860, une vive discussion entre MM. Cuzent et le D^r O'Rorke.

Après avoir pris une connaissance approfondie des notes et travaux des deux auteurs, nous n'hésitons pas à déclarer que la priorité de la découverte de la kavaïne revient à M. Cuzent.

Nous citons des dates authentiques. *Revue coloniale*, juin 1855 : observations sommaires de M. Cuzent sur le kava et son principe résinoïde. Même revue, juillet 1856 : première note de M. O'Rorke qui cite deux fois M. Cuzent. *Messager de Taïti*, 10 avril 1857 : premier mémoire de M. Cuzent sur la kavaïne. *Revue coloniale*, novembre 1858 : mémoire de M. Cuzent sur le kava, daté du 23 mars, dans lequel il décrit minutieusement la préparation de la kavaïne et ses principales réactions chimiques. De retour en France à la fin de 1858, M. Cuzent adesse à la Société de pharmacie de Paris, dans les premiers jours de 1859, un

(1) Voir Journal de thérapeutique, n°   , 1876.
(2) Voir Journal de thérapeutique, n° 3, 1878.

mémoire dans lequel il déclare que la kavaïne ne renferme pas d'azote, ce qui a été confirmé par M. Roux, pharmacien inspecteur de la marine. Cette absence d'azote sépare la kavaïne de la pipérine, de la cubébine pour en faire un principe tout nouveau assez analogue aux glycosides.

La méthysticine de Gobley, qui renferme 1.12 p. 100 d'azote, ne peut pas être confondue avec la kavaïne qui n'en renferme pas.

Si ce sont, comme c'est probable, une seule et même substance, la priorité en revient à M. Cuzent qui avait envoyé, le 22 janvier 1858, un échantillon de kavaïne (dépêches officielles du gouverneur de Tahiti).

D'après M. O'Rorke, un chimiste anglais, M. Morison, aurait isolé la kavaïne en 1844. Nous n'avons pu mettre la main sur aucun document authentique qui en donnât la preuve.

M. Cuzent, le premier, a fait connaître le résultat de ses recherches dans une publication officielle.

Il serait fort à désirer qu'une nouvelle analyse fût faite par un ou plusieurs de nos grands chimistes, car il est présumable (Gubler) que la kavaïne est accompagnée d'un alcaloïde avec le secours duquel on s'expliquerait mieux certains phénomènes du kavaïsme.

Le kava en Océanie. — Les relations des premiers navigateurs en Océanie signalent le kava ; il ne pouvait en être autrement, tant cette plante est mêlée intimement à la vie matérielle, politique et religieuse des Polynésiens. Pas un acte de quelque importance qui ne débute par le kava ! S'agira-t-il de délibérer des choses de la guerre ou de la paix, d'offrir une victime humaine aux (Atuna) Dieux irrités, de donner l'hospitalité à un étranger, de recevoir un ami, on fera le kava.

Le kava est la plante vénérée ; une idée mystique, religieuse s'y rattache On le prépare avec tout un cérémonial variant en quelques détails dans les divers archipels polynésiens. Les rois, les chefs reçoivent tous les ans un certain nombre de racines de leurs subordonnés.

Le kava a toujours été mêlé à leurs guerres sanglantes et longues, à leurs hyménées. Au début, c'était la boisson des chefs et des prêtres. Peu à peu le vulgaire a été admis à goûter de ce breuvage, présent des dieux, dont quelques-uns ont leur nom associé à celui de kava.

Ainsi, aux îles Wallis, c'est Fafa-Kava, le dieu de la passe, qui nous fit faire naufrage. Ce dieu qui dort sous l'ilot de Nukuatea se réveilla, à notre arrivée, et nous perdit. Il aurait bien pu continuer son somme.

Le kava en Océanie peut être considéré comme le symbole de l'hospitalité offerte et reçue ; c'est le bétel du Malgache, le kouskoussou de l'Arabe, le calumet de la paix de l'Indien, le narghilé du Turc, le café du musulman. Simple et touchant symbole de la large hospitalité polynésienne !

Les Wallisiens offraient autrefois du kava à leurs dieux pour se les rendre propices au début d'une guerre. Cette cérémonie consistait à préparer, avec des racines choisies, une certaine quantité de liqueur pour la déposer ensuite sur des pierres grossièrement taillées et, à part leurs proportions exiguës, ayant beaucoup de ressemblance avec ces pierres druidiques qu'on rencontre dans la vieille Armorique. Le dieu, s'il tenait l'offrande pour agréable, buvait la liqueur, et le guerrier partait alors content et fort : les dieux lui étaient propices ! Il faut ajouter que, de nuit, les prêtres ou sorciers avaient soin de se régaler avec la liqueur.

Nous avons pu voir encore aux iles Wallis plusieurs de ces monolithes qui n'ont rien de particulier. S'ils avaient pu me répondre, ces monuments sacrés du paganisme m'auraient raconté des choses fort intéressantes sur l'action physiologique du piper methysticum. Les naturels aiguisent aujourd'hui leurs coutelas sur ces pierres.

Lorsque, aux îles de la Société, le roi ou les chefs voulaient offrir des holocaustes humains à leurs dieux terribles, les prêtres et les chefs, devant le peuple assemblé et silencieux, se retiraient à l'écart dans une demeure, afin de boire le kava et de délibérer sur le nombre de têtes à abattre. La cérémonie du kava terminée, le prêtre sortait pour faire une longue harangue au peuple ; dans sa péroraison se trouvaient les noms des victimes. C'était un arrêt de mort et la sentence s'exécutait sans la moindre protestation, tant la volonté des dieux était respectée !

A l'île Dominique (groupe des Marquises) où l'anthropophagie est encore en honneur, avant de procéder au dépècement de la victime on boit le kava. Bien que ces îles soient sous la domination de la France, nous n'avons pas pu leur faire perdre encore cette habitude de dévorer son semblable, malgré les rudes leçons que les navires de guerre sont obligés de leur donner. C'est une vraie profanation du kava que de le voir associé à une si horrible chose.

Toutes les fois qu'un heureux événement leur arrive, comme la guérison inespérée d'un roi ou d'un chef de rang élevé, les Polynésiens font ce qu'on nomme, aux îles Wallis, un « kataoga » : ils offrent au chef guéri, en signe d'allégresse et d'attachement, quelque chose comme 200 porcs, 2,000 ignames, et *les plus beaux kava du pays.*

On ne sait pas faire un présent sans y comprendre le kava, et souvent les racines sacrées sont le présent lui-même. Nous en avons reçu en présent de plusieurs chefs aux îles Samoa, notamment du chef Pulé-Pulé et de l'ancien roi Mataafa.

La reine Amélia nous en offrit une racine superbe en nous disant dans sa langue harmonieuse : « Emporte mon kava en France ; tu le feras goûter et tu me diras, à ton retour dans mes îles, si on l'a trouvé bon. *Kava Uvea lélé!* » ajouta-t-elle avec fierté. Le kava d'Uvéa est fort bon !

Cette racine est un objet de fierté pour les divers archipels qui, tous, trouvent celle des voisins inférieure à la leur. Ainsi les Wallisiens vous parlent avec mépris du kava des îles Samoa qui sont voisines. *Kava samoa kofi kofi!* disent-ils avec dédain. Le kava de Samoa est mauvais. Ce produit de la patrie Uvéenne est un objet d'orgueil.

Nous ne sommes pas du reste éloignés de nous ranger à l'avis des Uvéens ! Mais si leur kava est meilleur, cela est uniquement dû à l'emploi exclusif de la racine desséchée, tandis qu'aux Samoa on emploie la racine fraîche.

Le kava, nous l'avons dit, était autrefois la boisson réservée aux chefs et aux prêtres. Les guerriers le buvaient quelquefois, mais les femmes et les enfants n'en prenaient jamais.

Si ces derniers ne pouvaient pas prendre part aux libations, d'un autre côté le soin de la préparation leur en revenait exclusivement. Supplice de Tantale pour les femmes qui savaient que jamais une goutte de cette liqueur auguste ne viendrait se laisser savourer par leur palais ! espérance pour les enfants qui entrevoyaient le moment ou leur âge et le développement de leurs forces leur permettraient de prendre rang parmi ces heureux, ces privilégiés du kava ! Etre admis à boire cette liqueur est pour un enfant son initiation, son entrée dans la vie guerrière ; c'est revêtir la prétexte du Romain ou l'armure du chevalier ; c'est la déclaration de son majorat.

Le législateur polynésien a entouré la cérémonie du kava d'une auréole mystique et grandiose en en soumettant la préparation à de minutieuses cérémonies qui lui donnent un caractère sacré.

Le plus grand silence, la tenue la plus correcte ne cessent de régner pendant toute la cérémonie et malheur à l'enfant oublieux des antiques usages qui, par légèreté, ne laisse pas ses jambes correctement entre-croisées couvertes du *siapo* ou *tapa,* ou bien profère un petit cri ; il est promptement corrigé par les femmes sur un signe tacite du chef ou d'un vieillard.

Il y a le petit et le grand cérémonial. Le premier qui ne diffère de l'autre que par une moins nombreuse assistance, une tenue moins correcte, un plus petit nombre de coups frappés avec les mains, est en usage pour les amis ou les étrangers de peu d'importance. En décrivant le second on sera fixé.

Mais préalablement nous allons dire un mot des instruments nécessaires à la préparation. Ils sont peu nombreux et bien simples, en vérité.

Ces instruments au nombre de trois se composent du *plat* à *kava,* du *faisceau de fibres* ligneuses pour filtrer la liqueur et d'une *coupe* pour la servir.

Le plat à kava, qu'on nomme « *tanoa* » aux Wallis et « *umeté* » à Taïti consiste en un plat en bois à bords fortement évasés, mesurant à son ouverture, 30 ou 40 centimètres de diamètre ; il en a 10 ou 15 de profondeur à son centre. Ce plat taillé tout entier dans un tronc d'arbre, affecte la forme d'un entonnoir fortement évasé des bords.

Présentant la plus forte épaisseur vers le centre, il repose à terre sur trois pieds, tantôt implantés artificiellement dans le bois, tantôt taillés dans le bloc lui-même. Il a la capacité de 4 à 6 litres environ.

Il n'offre rien de particulier comme sculpture ou décorations. Plus il est ancien, plus il a de valeur.

Le second instrument, qui n'est pas moins nécessaire que l'autre, consiste en un gros faisceau de fibres sèches et diversement entremêlées de pendanus ou de jeunes pousses

de banananier. Les Wallisiens lui donnent le nom de
« *fau* » ; nous le nommerons *filtre végétal*, puisqu'il sert à
filtrer, opération du kava qui n'est pas la moins utile et la
moins grâcieuse. Après la cérémonie ces fibres sont ra-
massées et mises au sec pour servir à la prochaine préparation.

Vient enfin la *coupe* qui doit servir la liqueur aux assi-
tants. Elle consiste en une demi-sphère de coco à laquelle on
a enlevé, par le grattage, la noix à l'intérieur et l'écorce et
tout le fibreux sur la surface externe. Cette coupe est
mince, polie, presque noire lorsqu'elle est vieille. Les bords
en sont quelquefois décorés de petits trous de la dernière
simplicité, et arrangés sans beaucoup de symétrie. On choi-
sit toujours une noix dont la sphéricité est la plus parfaite,
et cela dans le but, non-seulement de flatter l'œil, mais
aussi et surtout afin de permettre aux buveurs de la faire
tourner comme une toupie d'enfant, après avoir bu, aux
pieds de la personne qui sert la liqueur. Cette coupe est
très-légère et si bien grattée qu'elle est en partie trans-
lucide.

Il y a ces instruments dans toutes les *cases* où règne un
peu d'aisance, et ils forment, déclarons-le, presque tout le
mobilier, avec quelques nattes.

Nous allons maintenant d'écrire le grand cérémonial tel
que nous l'avons vu pratiquer pour nous chez la reine
Amélia.

La reine des îles Wallis voulant nous témoigner sa sym-
pathie, nous offrit, lors de notre visite d'adieu, le kava
royal avec tout le luxe et l'aparat possibles.

Qu'on se figure une case, ne différant pas beaucoup des
autres et dont le sol est tapissé de nattes. Contre la mu-
raille située vis-à-vis la porte d'entrée se trouve un bloc de
nattes, fines, luxueuses : c'est le trône royal.

La bonne reine me dit de m'asseoir à sa droite. Sur un

signe de cette gracieuse majesté océanienne, une vingtaine
de jeunes filles de sa cour, les cheveux au vent, souriantes
et timides, vinrent s'accroupir par terre devant nous en
formant un fer à cheval dont nous occupions l'ouverture.
En arrière, sur le second plan, debout et immmobiles, quelques jeunes femmes avec des matrones : le personnel do-
mestique de la maison. Tout ce monde était silencieux et
nous regardait.

Rien de si joli que ce tableau dans sa simplicité !

Sur un signe de la reine, une personne du second plan se
détacha pour prendre le plat à kava qui se trouvait sus-
pendu à côté ; le décrocher, le porter et le déposer devant la
jeune fille du centre fut l'affaire d'un moment. Trois matrones prirent, qui une racine de kava, qui la coupe, qui le
filtre végétal. Ces deux derniers objets furent tenus en
mains.

Alors nos jeunes Wallisiennes, moins celle du plat, se
mirent en devoir de se rincer la bouche avec de l'eau ordinaire. La racine dépouillée de son épiderme, — soin indis-
pensable, — au moyen d'une lame de fer qui paraissait
avoir été un couteau, fut passée à chaque jeune personne
qui y mordit de ses plus belles dents : c'est le temps de la
mastication.

Pour quelqu'un qui n'a jamais assisté à un kava, il est
tout de même fort pittoresque de voir les Polynésiennes
mastiquer la racine en faisant mille grimaces plus ou moins
comiques, jusqu'à ce qu'elles en ont fait une pâte molle et
homogène, semblable au bol alimentaire.

Elle est prise alors délicatement entre le pouce et l'index
et jetée avec respect dans le plat à kava où les boules
présentent assez l'aspect d'œufs de perdrix.

On leur donne alors de l'eau pour se rincer la bouche.

Il y a en général deux boules par personne qui doit boire
la liqueur.

La jeune fille du plat qui n'a encore rien fait se fait verser de l'eau pour délayer la pâte, jusqu'à ce que celle-ci forme un liquide homogène gris foncé, qu'elle remue toujours avec sa main. Cette opération dure deux minutes environ et c'est pendant ce temps que l'eau se charge des principes du kava.

On lui donne alors le « *fau* » ou filtre. Elle imprègne bien les fibres dans la liqueur, les y développe, les serre en allant de la périphérie au centre, les exprime, et lorsqu'il n'y a plus de liquide elle déploie de nouveau le faisceau fibreux et, par plusieurs coups rapides, elle fait tomber à terre, devant elle, le ligneux de la plante.

Cette opération est répétée plusieurs fois, jusqu'à ce que la liqueur soit complètement débarrassée des impuretés.

La liqueur est prête.

Une matrone s'écrie d'une voix nazillarde au milieu d'un silence religieux : « *Tè kava?* » à qui le Kava ? « *Taata falani,* » — au chef français — répond la reine.

Et toute l'assistance de frapper sept fois dans les mains avec lenteur et ensemble. Plus l'on frappe de coups plus la personne est tenue en honneur. Sans en tirer le moindre orgueil, nous ajouterons qu'on nous donna le même nombre de coups qu'à la reine.

Alors l'enfant à la coupe se présenta devant le plat dans la tenue la plus correcte, et la jeune fille du plat remplit la coupe avec le « *fau* » en l'exprimant jusqu'à ce que la liqueur arrivât au bord. L'enfant me servit la coupe et se retira à 3 mètres devant moi. Il faut savoir qu'en ce moment tout le monde vous regarde et cherche sur la physionomie à deviner vos impressions. Connaissant fort bien les usages à ce sujet, je bus d'un trait la coupe, en rejettai à côté les dernières gouttes, après quoi je la renvoyai par terre en lui faisant décrire plusieurs circonférences aux pieds de l'enfant. Un murmure approbateur me fit comprendre que j'avais parfaitement suivi les rites.

La reine but ensuite avec le même cérémonial.

Tel est en Polynésie le grand cérémonial du kava.

Dans de moindres circonstances, chez des naturels de rang moins élevé, il n'y a pas autant de solennité, mais toujours le même religieux silence, toujours la tenue la plus correcte ne cessent de régner. Après le kava on s'occupe d'affaires ; mais pendant la cérémonie tout chôme.

Ce sont les chefs qui président au kava, et qui occupent toujours avec les hôtes l'ouverture du fer à cheval dont nous avons parlé.

La liqueur ainsi préparée a une couleur gris sale, comme du café au lait. Ce n'est pas la couleur qui dégoûte beaucoup de personnes, mais bien l'opération de la mastication et la vue des boulettes imprégnées de salive. Il faut remarquer toutefois que les jeunes filles ont soin de bien se rincer la bouche avant et après la mastication, et que les plus jeunes et les plus jolies sont toujours choisies de préférence aux vieilles et à celles dont la dentition laisserait à désirer.

Dire que le kava est la boisson ordinaire des Polynésiens est s'éloigner de la vérité ; mais on doit dire que le kava en est la liqueur. La boisson usuelle du Polynésien à ses repas est l'eau ordinaire et le lait de coco.

On a dit que jadis les Polynésiens préparaient quelquefois la liqueur avec l'eau de coco. La liqueur devait en être un peu plus sucrée et plus douce. Cet usage est abandonné.

Culture du kava.

La culture du kava, en Océanie, a toujours été l'objet d'un soin tout particulier parmi les rares cultures. Il y a un point d'honneur pour une famille d'avoir de beaux kava ;

il s'y joint une certaine considération. Un personnage un peu élevé a toujours de belles plantations.

Chaque famille possédait sa plantation de kava non loin de sa demeure.

Avant l'arrivée des missionnaires dans ces îles, le champ de kava était divisé en trois parts bien distinctes. La première, celle qui était la mieux cultivée, appartenait aux génies malfaisants ; ces kava étaient revêtus d'un caractère sacré, et l'on pouvait les reconnaître aux tiges qui étaient entourées d'une bande de « *siapo* » ou « *tapa* », étoffe végétale des naturels.

Les génies venaient les visiter de nuit, et jamais voleur de kava n'a osé porter une main sacrilége sur ces pieds. Les racines arrivées à maturité servaient à faire la liqueur que l'on versait sur les pierres dont nous avons parlé, ou bien aux pieds des idoles. Jamais chef n'eût osé y tremper ses lèvres, tant il eût craint un malheur pour lui ou sa famille.

Le deuxième lot était celui des Atua, de ces dieux dormeurs, qui s'occupaient assez rarement des affaires humaines. Bien que sacré, il n'avait ni les mêmes soins ni le même respect.

Venait enfin la part de la famille. C'est ici où étaient cueillies les racines qui devaient fournir la liqueur pour la consommation journalière et pour faire les présents.

Aujourd'hui la part des dieux n'existe plus, en général. Toutefois, bien que convertis à la religion chrétienne, les anciennes traditions ne sont pas tout à fait oubliées, et l'on nous a cité aux Samoa et aux Wallis, des familles qui gardaient encore quelques pieds de kava pour les anciens dieux que les chefs avancés en âge croient encore voir quelquefois dans leurs rêves.

Les champs de kava sont, comme autrefois, à côté des demeures ou bien à une distance fort minime. Ces naturels choisissent en général les terrains élevés, en pente et secs.

On en trouve quelquefois dans les terrains bas et humides, dans les vallées, sur les bords des rivières. Mais ce choix est dû au voisinage des habitations. Les kava qui poussent dans les terrains bas et humides sont bien moins savoureux et aromatiques que ceux qui proviennent des terrains élevés et secs. Une plantation de ces arbrisseaux ressemble beaucoup à une plantation de jeunes figuiers. Les pieds sont séparés entre eux par une distance de 1 mètre environ, et établis en ligne sans trop de symétrie.

Les naturels ne les taillent pas à proprement parler, ils se bornent à enlever quelques tiges de façon à donner plus d'air à la plante.

Tous les ans on en plante un certain nombre de pieds pour remplacer ceux qui sont consommés, et l'on enlève les parasites qui gênent le développement de l'arbuste.

Pour que les racines atteignent leurs plus belles proportions il faut de huit à dix ans.

Dans quelques districts des îles Wallis on fait aujourd'hui des plantations de kava dans un champ commun, où chaque famille a un carré distinct.

La récolte des kava est un jour qui n'est pas sans importance, un jour de fête.

Mode de préparation.

Notre mode de préparation de la liqueur consiste à faire un simple macéré de la racine dans l'eau.

A cet effet, nous râpons généralement de 6 à 8 grammes de racine, qu'on laisse macérer dans 600 ou 800 grammes d'eau froide, pendant environ deux minutes, en ayant soin d'agiter le liquide de temps à autre. Alors la liqueur est filtrée au moyen d'un vieux linge qui en enlève les impuretés, et bue séance tenante.

Si l'on verse alors le kava dans un verre, il a une couleur jaune clair, et offre à considérer comme un léger nuage formé de fines particules, analogue à ce que l'on voit dans des urines qui renferment un peu d'albumine. Lorsqu'on laisse la liqueur en repos pendant plusieurs jours, ce nuage disparaît, les particules se déposent sous l'aspect d'une gelée jaune clair.

Nous avons bu de la liqueur préparée depuis plusieurs jours ; la partie supérieure était assez insipide, et ce n'est qu'après avoir agité que le goût du kava apparaissait.

Action physiologique.

Sur le tube digestif. — Mâchée la racine de kava est légèrement âcre, aromatique, astringente. La muqueuse buccale est impressionnée d'une manière spéciale, comme par une huile essentielle très-subtile, qui s'échapperait de la racine. Aussitôt se produit une forte sécrétion de salive, qui persiste fort longtemps si on continue la mastication, et qui ne dure pas au delà de dix minutes, si l'on a soin de rejeter la racine par expuition. Alors le stimulus produit sur la muqueuse va en décroissant, et l'on a la sensation qu'on peut désigner exactement en disant qu'on a « *bonne bouche.* »

Quand on boit un verre de la liqueur, les symptômes ci-dessus sont atténués par suite d'une moindre stimulation de la bouche, et la salive sécrétée est moins abondante.

C'est avec une certaine répugnance, due un peu à sa couleur et beaucoup à sa renommée qu'on la boit pour la première fois, mais on s'y habitue rapidement, et disons qu'on en devient un fervent prosélyte.

De ce fait, nous ne nous citerons pas pour exemple, mais nous appelons à l'appui de notre dire le témoignage de tous ceux de nos camarades de l'état-major du l'*Hermite* et de l'*Orne* en 1874.

Le phénomène qui domine ici est l'*action sialagogue* du kava par un effet purement topique, car dans le *kavaïsme* — pour employer l'expression de M. Gubler — la sécrétion de la salive n'est pas augmentée. L'action sialagogue est un effet topique et de courte durée, dix minutes au maximum.

Le kava a une action particulière sur l'estomac ; il le stimule et paraît l'impressionner à la façon des amers. Lorsque la liqueur est prise (obs. V) trente minutes environ avant le repas, on mange avec plus d'appétit qu'à l'ordinaire. Ce fait a été consigné dans toutes nos observations, et frappe tous ceux qui en boivent, même les personnes qui observent peu. Au point de vue physiologique, M. Gubler l'a reconnu, toutes nos observations en portent la trace. Aux îles Wallis, sur l'îlot de Nukuatea, nous avions l'habitude, plusieurs personnes de l'état-major, de prendre le kava une demi-heure avant nos repas, surtout le matin. Les fonctions de l'estomac fort languissantes chez nous, qui étions depuis une année dans les pays intertropicaux, en étaient fortement impressionnées. Mais, après avoir bu le kava, on ne ressent jamais une douleur à l'épigastre, comme on l'a dit. La liqueur est un simple stimulant de la muqueuse, mettant en activité, *topiquement*, les diverses glandes de l'estomac.

Cet effet est si frappant, qu'à notre retour en France, à bord de l'*Orne*, nous prenions souvent le kava comme *apéritif*, et nous le tenons pour bien supérieur à ces apéritifs, tels que l'absinthe, le vermouth, qui ont des effets déplorables sur l'économie, bien qu'on en ait attribué de plus néfastes au kava (Cuzent), mais sans l'expérimenter et d'après des racontars.

Du côté du tube intestinal, rien de bien particulier à signaler ; toutefois, chez nous, et dans nos observations, il n'a jamais produit ni diarrhée, ni constipation appréciables. Nous ne sommes pas éloigné tout de même de lui attribuer une action heureuse sur cette partie de l'appareil digestif, en raison de l'absence de diarrhée et dysentérie chez notre équipage aux îles Wallis.

Relégués à terre, couchant sur le sable les premiers jours, sans autre abri qu'une construction en feuilles et en bambou, mal nourris, sans vin, dans un état moral déplorable, lorsqu'on songe que nous avions perdu notre navire à 4,000 lieues de la France, sans trop entrevoir le moyen prochain de revoir la mère patrie, nous nous trouvions dans des conditions hygiéniques qu'on améliora de jour en jour, mais bien capables de produire cette affection si meurtrière des pays chauds, et qui fait tant de victimes chez les marins.

Sans en attribuer la cause exclusivement au kava que l'on buvait journellement, nous ne sommes pas éloignés de croire que la liqueur y a contribué pour sa part.

On a dit que le kava produisait des nausées et allait jusqu'à provoquer le vomissement. Nous n'avons jamais rien observé de tel. Cela n'existe pas.

Ainsi donc, le kava à une action heureuse sur le tube digestif. Cette action, nous l'attribuons à un effet purement topique.

Action sur la surface cutanée. — Des compresses imprégnées de liqueur et appliquées sur la peau ne nous ont produit que la sensation de froid due exclusivement à l'eau. Nous n'avons pas remarqué d'irritation particulière. Toutefois, la liqueur très-concentrée pourrait arriver, croyonsnous, à produire une certaine rougeur.

Le kava est-il un « puissant sudorifique, » comme l'ont dit O'Rorke et Cuzent? Ici nous protestons de la manière la plus énergique contre cette opinion. Dans nos observations intertropicales, nous dirons presque journalières, nous n'avons jamais remarqué une influence spéciale sur la sécrétion de la sueur. Dans le *kavaïsme*, nous avons bien remarqué une légère transpiration, mais sans rien de particulier. Sous le tropique, la surface cutanée, soumise ou non à l'influence du kava, laisse échapper une certaine quantité de sueur. Transpirer, sous les tropiques, c'est l'état normal.

Dans nos observations (V et VI) faites en France, en hiver, nous avons toujours vu et constaté la sécheresse du tégument externe.

Le kava n'est pas diaphorétique, bien au contraire, il empêche peut-être la transpiration. Nous n'émettons ici qu'une hypothèse, n'ayant jamais observé quelque chose de particulier là-dessus.

Pour qu'il y eût sudation, il faudrait admettre une congestion périphérique qui n'existe pas. L'abondance de la diurèse aqueuse semble supposer la diminution de la sécrétion sudorale.

On peut dire que le kava est sans action particulière et spéciale sur la production de la sueur.

Action sur le système nerveux. — Le kava a une action manifeste sur le système nerveux central, et sur l'encéphale en particulier.

Ici, l'action commence à se montrer au bout d'une demi-heure environ.

Le phénomène le plus saillant consiste en un surcroît d'activité dans l'idéation. Les idées des choses surgissent claires, promptes et nettement déterminées.

Les sens donnent des perceptions nettes et exactes des objets et des choses. La vue et l'ouïe sont plus particulièrement influencées et d'une façon très-heureuse. La vision des objets est nette. L'ouïe est sensible aux impressions les plus délicates et presque insaisissables en temps ordinaire. Nous avons remarqué cela plusieurs fois. Dans la soirée de Mua (obs. I), où nous étions dans le *kavaïsme*, nous avons perçu distinctement les accords si variés et si nombreux de la « *tae-tae-taouena*, » avec ses nombreux contretemps et ses diverses nuances. Ce fait nous frappa particulièrement, et nous permit de mieux apprécier la musique si harmonieuse de ce peuple danseur et musicien.

L'association et le groupement rationnel des idées se fait comme à l'ordinaire ; la raison n'est nullement troublée.

La parole est facile, libre, exprime les idées avec netteté et promptitude.

Une idée nette est rendue par des paroles claires et sans embarras.

On éprouve un certain plaisir, nous dirons même un besoin de parler ; on est communicatif, en un mot, et l'on se trouve dans un état suffisant d'excitation cérébrale pour prononcer un discours d'improvisation avec bonheur dans les idées, les images et les mots.

On se sent vivre heureux et l'on a des idées fraternelles. Les sentiments affectifs sont plus développés.

Dans le *kavaïsme* (obs. VIII), la marche est aussi correcte et aussi certaine qu'à l'ordinaire ; il n'y a pas de tremblement dans les membres, comme on l'a dit ; on ne s'impatiente pas, on ne s'irrite pas, on ne devient pas méchant.

Si l'on est assis, on se lève (l'action diurétique y contraint) avec facilité, sans ressentir aucune douleur articulaire ou autre. si l'on ne souffre pas au préalable. Nous n'avons jamais ressenti de céphalalgie, pas même la plus petite (obs. dern.), et, lorsqu'on va se coucher, le sommeil arrive comme à l'ordinaire, sans être ni trop prompt, ni trop retardé.

On a dit que ce dernier était agrémenté de rêves agréables.

« Quand on boit du kava (Cuzent) (1) préparé avec l'a-vini uté (2), on pense beaucoup aux femmes (*vahiné*) ; aussi celles-ci avaient-elles une grande prédilection pour les buveurs de kava, et les recherchaient-elles de préférence, comme étant les plus raffinés en amour. »

Nous n'avons jamais rien observé de semblable chez nous (obs. I, VIII), le sommeil était aussi calme que d'habitude.

Cette phrase a, du reste, été racontée à M. Cuzent, par un vieillard de Tahiti ; c'est de la légende. En traitant de l'action du kava sur l'éréthisme des organes génitaux, cette idée se trouvera réfutée.

Comme on le voit, le kava produit une sorte d'ivresse, ou mieux, d'*excitation complètement distincte de l'ivresse éthylique*. Si le premier élément, l'excitation, peut lui être comparée, la période de dépression et de résolution de l'ivresse éthylique fait complètement défaut.

Il y a dans le *kavaïsme* l'excitation de l'ivresse alcoolique au début, mais entre autres différences, l'essentielle est, comme on l'a vu, la conservation intacte des facultés intellectuelles, qui, au lieu d'être abolies, sont fortement éveillées. Les mouvements réflexes sont conservés ; le cerveau commande toujours à la moelle.

Cette ivresse spéciale, que nous nommerons *stimulation kavaïque*,—le mot ivresse s'attachant trop à l'idée d'un vice honteux et trop fréquent,— n'est pas l'effet de l'alcool, dont elle se distingue si bien. Il y a néanmoins dans la racine de kava une énorme quantité de fécule que la salive peut convertir en glycose qui peut devenir de l'alcool par la fermentation.

Or, nous avons dit qu'on boit en Polynésie la liqueur aussitôt après sa préparation ; cela suffit pour dire qu'il

(1) Cité par M. le professeur Gubler.
(2) Variété de Kava.

n'y a pas d'alcool. La liqueur préparée depuis deux jours a un goût acide annonçant le commencement de la fermentation alcoolique.

Lorsqu'on prépare la liqueur avec de la racine râpée sans la mastication, le phénomène ne peut plus se produire.

Action sur les organes génito-urinaires. — *A.* — M. Cuzent raconte la phrase d'un vieillard de Tahiti, qui ferait accroire à un développement des instincts génésiques par une sorte d'éréthisme artificiel.

Cette propriété, signalée seulement sur le dire d'un vieillard, serait une contre-indication du kava dans les blennorrhagies. Elle n'existe pas, du reste ; les observations rapportées ici et l'habitude de boire du kava nous autorisent à la nier. Nous dirons même plus : loin de provoquer l'éréthisme, le kava le diminue.

Après avoir bu du kava les instincts génésiques se taisent au lieu de se réveiller et d'être excités.

Dans les observations de M. Gubler le même fait est constaté.

Le kava est, selon nous, un peu anaphrodisiaque.

Nous affirmons, d'observation, qu'il est impossible de découvrir un seul phénomène qu'on puisse rapporter à une excitation des organes génitaux.

Au contraire, il est de règle, dans la blennorrhagie aiguë, de voir des érections douloureuses venir compliquer la maladie et enrayer le traitement ; ici les érections ont été peu nombreuses, de peu de durée, ou bien ont fait défaut.

Sous l'influence du kava, les personnes portées au plaisir de l'amour, qui s'y complaisent, peuvent y penser, mais jamais de manifestations particulières du côté des organes génitaux.

M. le professeur Gubler a finement interprété cette action du kava lorsqu'il dit dans le *Journal de thérapeutique* (10 février 1878) :

« J'ai lieu de penser que la propension aux plaisirs de l'amour déterminée par cette liqueur, dérive d'un état d'excitation des centres nerveux, qui sont le siége de l'instinct sexuel, ainsi que des phénomènes psychologiques qui s'y rattachent. A mon avis, le kava engendre la disposition anacréontique et non le priapisme. Sans rendre plus impérieux les appétits grossiers, il fait rêver d'amour et enflamme l'imagination. En un mot, il provoque les désirs plutôt qu'il ne donne le pouvoir de les satisfaire. »

Nous abondons complètement dans le sens de l'éminent professeur, nous appuyant sur nos nombreuses observations.

L'absence de tout délire érotique et de priapisme dans l'action du kava est la règle.

B. — A côté de ces phénomènes, un des plus remarquables et des plus saisissants, est sans contredit l'influence du kava sur l'organe excréteur de l'urine. L'action diurétique est prompte, continue, considérable, et dure autant que le *kavaïsme*, c'est-à-dire trois heures environ.

Quinze, trente minutes après avoir pris 6 à 8 grammes de kava en macération, on ressent un peu de lourdeur au-dessus du pubis dans le bas-ventre, une envie d'uriner se fait sentir avec tous les symptômes de la réplétion de la vessie et le kavaïque est obligé de se lever pour satisfaire à ce pressant besoin. Les urines sont *abondantes, limpides et claires comme de l'eau* (obs. div.). Ce dernier phénomène est saisissant. Les personnes qui ont les urines rouges, chargées, sont frappées du fait.

Les mictions sont très-fréquentes et peuvent aller jusqu'à dix ou douze et plus dans une heure.

Cette action diurétique dure le temps du kavaïsme, et se prolonge peut-être un peu plus.

A quel principe du kava doit être attribuée cette action si remarquable sur la diurèse aqueuse? Est-ce à la kavaïne, est-ce à un alcaloïde que l'analyse n'aurait pas encore isolé?

« Si nous réfléchissons (Gubler, J. de Th., 10 fév. 1878), nous serons conduits à doter cette pipéracée du pouvoir d'augmenter l'action du système nerveux vaso-moteur constricteur dévolu à l'appareil uro-génital. Ce sera par l'intermédiaire d'une division du grand sympathique, déterminant dans tout son ressort un resserrement actif des fibres lisses des vaisseaux et des parois anhistes des capillaires sanguins, que le kava parviendrait, soit à empêcher la diapadèse des leucocytes, soit, comme je le crois, à modérer les exsudats plastiques, et conséquemment, à entraver la formation des néocytes ou cellules embryonnaires qui constituent les globules purulents. »

Le principe actif du kava favorise la diurèse aqueuse aux dépens de la sudation.

Le flux urinaire exige deux conditions diamétralement opposées, savoir : l'absence de congestion ou de stase sanguine dans le rein, l'expansibilité et la contractilité parfaites de son appareil vasculaire et la circulation rapide du sang dans l'intérieur de la glande.

En raison de son action diurétique, le kava pourrait avoir une action heureuse dans les hydropisies. Il paraît avoir été employé en Angleterre à cet usage, et nous lisons (*Bulletin de Férussac, VI*, p. 294) : « Les Anglais, peuple éminemment goutteux et qui cherche partout le remède à cette maladie ailleurs que dans la sobriété qui est le vrai, prennent la teinture de ce poivre (le kava) pour la combattre ainsi que le rhumatisme chronique. »

Propriétés « blennostatiques » (1).

Ce qui rend surtout le kava remarquable et précieux, ce qui lui assure une bonne place dans la thérapeutique, ce sont ses *propriétés blennostatiques*. Les vertus de cette racine frappèrent tellement nos blennorrhagiques aux îles Wallis, que presque tous voulurent en emporter une petite provision au moment de s'éloigner de ces parages (2). On n'objectera pas pourtant que le matelot, insouciant de son naturel, est un fin observateur. Devant relâcher à Tahiti; cette nouvelle Cythère, pays de prédilection de la blennorrhagie, nos hommes, — ils nous l'ont avoué plusieurs mois plus tard à bord de l'*Orne*, — voulurent avoir en main le remède pour se guérir sans le secours du *Major* auquel ils avouent difficilement cet accident.

Le nommé D..., caporal d'armes, nous fit aussi l'aveu d'une cure amenée par son kava, chez un jeune sous-officier d'infanterie de marine, dans le laps de temps de dix jours.

Nous citons ces faits afin de montrer ce qu'il y a de frappant dans les propriétés blennostatiques de cette racine.

Nous avons fait encore la remarque suivante, c'est qu'en Polynésie la fréquence de la blennorrhagie est en raison inverse de la quantité de liqueur que l'on boit et qu'elle est plus intense dans les îles où l'on n'en boit plus, toutes choses égales d'ailleurs.

Sans conclure de ce fait que cela est dû exclusivement au kava et que les habitudes, les mœurs n'y sont pour rien,

---

(1) L'expression blennostatique (de Βλεννα, mucus et στασίς, arrèt), a été proposée par M. le professeur Gubler. Elle joint au mérite d'être brève, celui non moins grand d'être pittoresque et juste. Elle est employée dans le cours de ce travail.

(2) Voir Journal de thérapeutique, 1876 (Le Kava).

nous dirons, d'observation, que la blennorrhagie est peu fréquente dans les îles Samoa, presque inconnue dans les îles Wallis où l'on fait une consommation journalière du kava, et d'une fréquence extrême aux îles de la Société où l'on n'en boit plus depuis de nombreuses années, mais bien des liqueurs fortes. Un de nos collègues, médecin fort distingué a dit (1), avec raison, qu'il n'y a pas à Tahiti une femme qui ne possède un écoulement blennorrhagique.

Ce fait, que la blennorrhagie diminue en raison du kava qu'on y boit, nous l'avons constaté.

Les observations II, III, IV, V, VI et VII nous montrent l'action de ce poivre sur les divers écoulements de l'urèthre.

Cette action débute de deux manières différentes : *A.* — Selon que l'affection est dans une période d'état, sans inflammation ; *B.* — selon qu'elle est à la période de la phlogose du début.

A. — Lorsque la maladie est dans la période d'état ou de déclin, que tout phénomène inflammatoire a disparu, que l'écoulement est lactescent, clair et qu'il n'y a plus de douleur, le kava (observation III) paraît ramener la phlogose les deux premiers jours du traitement et faire d'une blennorrhée une blennorrhagie. A côté du symptôme douleur, qui a augmenté, on voit changer les caractères de l'écoulement qui, de blanchâtre et clair, devient verdâtre, épais et plus abondant. Ici l'action *blennostatique* paraît ramener la virulence du mal pour le faire évoluer ensuite, comme dans les cas où le kava s'adresse tout d'abord à la période inflammatoire de l'affection.

Il y aurait ici une irritation initiale du canal de l'urèthre qui en changeant le mode de sécrétion, ramènerait, en un mot, la purulence et la phlogose pour s'adresser ensuite, le

(1) Archives de médecine navale.

Dupouy.   4

deuxième ou le troisième jour, à un nouveau sujet pathologique, créé par la liqueur. Dans notre observation IV le même fait est signalé, mais il est moins saillant, en raison de ce que la maladie est moins ancienne que dans l'observation III. Ce fait nous a frappé et nous le signalons aux expérimentateurs ultérieurs.

B. — Contre l'état aigu et inflammatoire du début le kava agit d'une manière heureuse et frappante, dès le premier ou le second jour (obs. II, III, IV, V, VI et VII), en diminuant ou en faisant disparaître totalement l'élément douleur pendant la miction ; il combat en un mot la dysurie et la terrasse. Celle-ci reparait lorsqu'on cesse le traitement (obs. II et IV) pour disparaître de nouveau aussitôt que les urines sont chargées des principes du kava (obs. II et IV).

« J'en fis prendre l'infusion de 4 gr. et plus tard de 8 gr, deux fois par jour, ce qui donna lieu, *dès le premier jour*, à un accroissement considérable de la diurèse aqueuse, *à une sédation rapide de la douleur ainsi que de l'éréthisme inflammatoire* (1). »

Cette propriété de produire la sédation de la douleur ne se fait réellement sentir avec toute son efficacité que lorsque le sujet est sous l'influence du kava et que ses urines sont modifiées et devenues plus abondantes. A raison de ce fait l'action diurétique du kava ne se prolongeant pas au-delà de 3 ou 4 heures, il serait bon, croyons-nous, de donner la liqueur en plusieurs fois pendant la journée, quatre fois par exemple, à la dose de 2 à 4 grammes chaque fois, afin de combattre la dysurie, surtout dans le cas d'uréthrites aiguës et inflammatoires. Le fait de l'action antidysurique se manifestant sous l'influence presque exclusive des urines kavaïques ressort de nos observations, où il est constaté que

(1) M. le professeur Gubler.

la première miction du matin (moment où le kava n'agit plus) est plus douloureuse que les autres.

Le Kava modifie encore la nature de l'écoulement, diminue sensiblement ce dernier et le fait disparaître dans un laps de temps relativement très-court.

C'est ordinairement dans le courant du troisième ou du quatrième jour de traitement (obs. III, IV, V, VI et VII) que l'écoulement commence à changer de nature ; de jaune-verdâtre, il devient blanchâtre en passant par des nuances très-difficiles à saisir ; et c'est vers le cinquième ou sixième jour (obs. III à VII) qu'il devient moins abondant, moins épais, lactescent. Au sixième ou au septième jour il ressemble assez comme consistance et comme couleur à del'èau de coco fraîchement cueilli. A cette époque on peut placer le moment critique de la maladie ; nous rendrions mieux notre pensée si nous disions que c'est vers ce moment que commence la convalescence. Il faut que le malade se garde bien de faire des excès de quelque nature qu'ils soient, surtout des excès de table ou de fatigue, encore plus qu'il évite tout rapprochement sexuel, ou bien qu'il éloigne de son imagination des images plus ou moins érotiques qui produiraient des érections malencontreuses et nuisibles au cours de la maladie.

Vers le septième jour le malade n'a plus longtemps à attendre, tout au plus 3 ou 4 jours.

La disparition totale de l'écoulement est arrivée le dixième jour (obs. III) et le huitième (obs. IV) du traitement, dans les deux cas où le kava a eu à s'adresser d'abord à une blennorrhagie datant de 30 jours d'une part, et de 23 d'autre part.

Lorsque la liqueur a été administrée au début de l'affection, dans la période inflammatoire, la guérison est survenue le dixième (obs. V) et le onzième (obs. VI) jour.

D'une manière générale l'écoulement a cesse du huitième au onzième jour.

Nous avons fait justice plus haut de l'action aphrodisiaque qu'on a attribuée au kava, action qui eût été une contre-indication dans la blennorrhagie. Dans nos observations, au lieu de voir les érections provoquées et augmentées par le médicament, elles ont paru se calmer toujours et se cacher dans les autres cas.

OBSERVATION 1 (personnelle).

Le 15 juillet 1874, me trouvant au village de Mua (Wallis) je partageai avec le P. Padel un maigre dîner composé d'ignames bouillies, de bananes et d'un peu de porc, sans vin.

C'est après un tel repas que, l'esprit dispos, j'assistai à un des plus ravissants spectacles qu'il soit possible de voir : un chœur d'une soixantaine de femmes indigènes de 16 à 19 ans avec danse.

La description de cette belle soirée serait ici déplacée ; mais qu'il me suffise de dire que de huit à dix heures du soir, dans l'intervalle des couplets de la *taetaetauena* de la *ta-mée*, je bus *quinze coupes* d'un excellent Kava, ce que j'estime pouvoir être évalué à 5 ou 6 litres de liqueur et 25 ou 30 gr. de racine.

Ce que je ressentis je le consignai, en rentrant, dans les notes qui devaient être transcrites sur mon journal ; le voici :

La liqueur a toujours été prise avec plaisir ; besoins fréquents d'uriner presque irrésistibles, et émission d'urines abondantes. Grande activité dans l'idéation, sans céphalalgie. Sentiment de bien-être et de bonheur qui me fait prendre un plaisir extrême à voir les danses et à entendre les chants, dont je distingue les nuances presque insaisissables. — Hilarité. Besoin d'expansion, de causer, de dire ses impressions. Transpiration cutanée légère, mais devant être attribuée à la chaleur ambiante, à un grand nombre de personnes enfermées dans une enceinte relativement petite, plutôt qu'à l'action de la liqueur. Aucune tendance au sommeil ; mais ici cela ne signifie rien, l'attrait du spectacle l'explique suffisamment.

A dix heures et demie environ, je suis rentré dans ma chambre très-content, l'esprit plein du ravissant tableau que j'avais eu pendant deux heures, devant mes yeux, et fort dispos, sans être incommodé autrement que par les moustiques ; je récris tranquillement les impressions de ma soirée, après quoi il était minuit. Je m'endors du plus profond sommeil. Malgré ma résolution bien arrêtée de me lever à cinq heures du matin, devant me rendre à Lano, je ne me réveille qu'à sept heures. Frais et dispos, je bus une tasse de lait et partis sur le dos de Pépé (cheval du P. Padel) précédé et suivi par deux naturels. En route je vis plusieurs malades et bus plusieurs coups de kava.

OBSERVATION II.

(Publiée par M. le professeur Gubler, *Journ. thérap.*, 10 février 1878).

J'ai moi-même, écrit le savant et vénéré maître, eu l'occasion de vérifier cette efficacité (contre la blennorrhagie) chez deux sujets placés dans mon service à l'hôpital Beaujon et chez un de mes clients de la ville.

Dans ce dernier cas, il s'agissait d'un jeune homme de 17 ans qui, s'étant exposé pour la première fois, avait contracté une violente blennorrhagie dont il n'osa pas d'abord avouer l'existence et dont il ne prit aucun soin pendant plusieurs jours, jusqu'à ce que, vaincu par la douleur et sérieusement inquiété par une hémorrhagie uréthrale survenue après une séance d'équitation longue et fatigante, il se décida enfin à réclamer les secours de la médecine.

Lorsque je le vis, au sixième jour de l'écoulement, l'uréthrite avait atteint une excessive intensité : le pus était abondant, épais, strié de sang, la dysurie était extrême et la fatigue générale très-grande.

Malgré le repos, le régime rafraîchissant, les bains répétés, les laxatifs et l'emploi des hautes doses de balsamique, notamment d'essence de santal citrin, les accidents inflammatoires semblaient ne pas vouloir céder, les souffrances restaient très-aiguës et l'abattement était devenu profond. C'est alors que j'eus recours au Kava dont il me restait une grosse racine donnée par M. Dupouy.

J'en fis prendre l'infusion de 4 grammes et plus tard de 8 grammes, deux fois par jour ; ce qui donna lieu, dès le premier jour, à un accroissement considérable de la diurèse aqueuse, à une sédation rapide de la douleur, ainsi que de l'éréthisme inflammatoire ; et, consécutivement, à une diminution progressive de l'écoulement qui perdit bientôt sa consistance et sa coloration verdâtre pour devenir jaunâtre et plus fluide.

Ajoutons que le remède était trouvé presque agréable, et qu'il n'occasionnait ni pesanteur d'estomac, ni renvois, ni aucun symptôme d'intolérance de la part des premières voies.

Au bout de cinq jours l'amélioration étant confirmée, je crus pouvoir supprimer l'infusion de Kava en maintenant le reste du traitement et en faisant reprendre les balsamiques ; mais quarante heures ne s'étaient pas écoulées que déjà l'uréthrite commençait à s'exaspérer et à qu'il fallut revenir au *piper methysticum* dont heureusement j'avais encore un fragment. Alors la blennorrhagie entra de nouveau dans un période descenscionnelle ; mais les progrès d'abord très-rapides et faisant présager une cessation complète du mal se ralentirent dès que ma provision de Kava fut épuisée, et malgré l'emploi soutenu de bonnes doses de copahu, l'affection ne fut entièrement guérie qu'après deux mois de traitement total.

Observation III (juillet 1874) (personnelle).

M. X..., âgé de 23 ans, a contracté la blennorrhagie à Taïti pendant le séjour de l'Aviso le « L'Hermitte » sur rade de Papeetee. Le 1er juin le navire prend la mer pour les îles Samoa et le malade est soumis au traitement du cubèbe et du copahu associés sous forme d'opiat, tisanes émollientes, bains, etc., injections astringentes par la suite ; il épuise enfin les divers moyens thérapeutiques employés en pareil cas sans pouvoir arriver à la guérison.

Le 15 juin l'affection uréthrale se complique de cystite du col assez intense.

Etat du malade le 1er juillet 1874, à terre sur l'île Nukuatea (Wallis) ;

La maladie que le traitement rationnel n'a pas pu combattre victorieusement n'a fait que s'accroître dans ces deux derniers jours par suite des fatigues exagérées et des privations. L'écoulement est devenu plus abondant ; sa couleur est blanchâtre et a beaucoup d'analogie avec la matière que l'on trouve dans la blennorrhée, ou mieux au moment où l'affection tend à revêtir les caractères de la chronicité.

M. X... prend, par hasard, trois coupes de Kava préparé par les naturels sans se douter le moins du monde que l'affection devait bien s'en trouver. Ces trois coupes de liqueur représentent environ de six à huit grammes de la racine.

Sous l'influence de la liqueur il y a plusieurs mictions abondantes et comme la liqueur a été prise en deux fois, deux coupes le matin et une le soir, l'effet diurétique est remarqué aussi dans la soirée. La miction n'est pas très-douloureuse, l'affection ayant une forte tendance à la chronicité. L'appétit est augmenté au repas du matin, la liqueur ayant été prise un peu avant.

Le 2. M. X... prend encore deux coupes de liqueur avant le repas du matin et une le soir. Emissions fréquentes d'urine limpide pendant deux ou trois heures après avoir bu ; sensation de chaleur à la racin- de la verge : la phlogose paraît être plus forte qu'hier. Du côté des fonctions digestives rien de particulier qu'une augmentation de l'appétit. L'écoulement paraît être un peu plus abondant qu'hier.

Le 3. En se levant de son lit *de sable*, le malade ressent une vive douleur localisée dans l'urèthre ; avant d'uriner il presse sur le canal

d'arrière en avant et en ramène une belle goutte de muco-pus verdâtre tel qu'on le trouve dans la période la plus aigue de l'affection.
L'écoulement a été fort abondant pendant la nuit, ce que l'on remarque
sur le linge de corps pendant la nuit. La première miction du matin
est douloureuse; il y a une inflammation considérable du canal comme
si l'affection recommençait ou qu'elle fut nouvelle ; pourtant le
malade ne s'est plus exposé depuis Taïti. Pris deux coupes de Kava, le
matin avant déjeuner et une le soir. Les mictions sont nombreuses et
moins douloureuses que celle du matin.

Le 4. Pris quatre coupes de Kava. Plusieurs émissions d'urine après
avoir pris la liqueur ; le jet n'est pas accompagné de douleur comme
hier; il ressent à peine une légère chaleur.

L'écoulement est fort abondant, mais la phlogose a diminué sensiblement.

Pas de priapisme la nuit. Les fonctions digestives se font bien : ni
diarrhée, ni constipation et plus d'appétit.

Rien à noter par ailleurs.

Le 5. Pris trois coupes de la liqueur. Le muco-pus n'est plus aussi
épais ; il devient blanchâtre et est moins abondant. Pas de douleurs
pendant les mictions qui suivent l'absorption du Kava.

Le 6. Pris trois coupes de Kava. L'écoulement diminue sensiblement; la matière est plus claire, lactescente. Douleur nulle.

Le 7. Régime habituel. Traitement *ut supra*. Le matin, le malade, en
pressant sur le canal d'arrière en avant, ramène une goutte très-pâle,
aqueuse.

Le 8. Trois coupes de liqueur. Rien à noter, si ce n'est que l'écoulement est presque neuf; le linge n'est presque plus taché.

Le 10. Guérison.

Bien que guéri, le malade a continué à boire tous les jours du Kava
comme d'une liqueur appréciée pour son goût et son action sur l'appétit.

OBSERVATION IV (personnelle).

M. L..., âgé de 21 ans. de constitution assez forte, s'expose avec une
femme de Taïti dans la nuit du 19 au 20 septembre 1874. M. L... a
déjà eu la blennorrhagie en Nouvelle-Calédonie, mais il en était
guéri.

Le 21 septembre. A la mer, essaye d'une injection au sulfate de
zinc.

Le 13. Pas d'amélioration sensible. Sur nos instances le malade se
soumet au traitement par le Kava qu'il affectionne beaucoup pour en
avoir bu avec nous aux îles Willis. A trois heures du soir nous lui faisons prendre six grammes de racine râpée mise en macération dans de
l'eau. Suspensoir à raison d'une certaine pesanteur apparue du côté

des bourses. Le malade ne suit pas d'autre traitement; rien n'est changé dans son régime habituel, ses fonctions ne l'obligent à aucun travail fatiguant.

Le 14. La première miction est signalée par une douleur vive dans le canal.

Pris 6 grammes de Kava. Au bout d'un certain temps, mictions nombreuses et sans une douleur aussi vive. La nature de l'écoulement n'a pas changé sensiblement, Douleur à l'aîne du côté droit où les ganglions paraissent légérement enflammés.

Pris le soir en se couchant 4 grammes de racine.

Le 15. Au matin, en pressant sur le canal d'arrière en avant le malade ramène une matière purulente verdâtre. L'écoulement est plus abondant qu'hier et l'inflammation plus grande; néanmoins les mictions ne sont plus douloureuses.

Pris six grammes de Kava le matin et quatre le soir.

Le 16. Il n'est pas pris de liqueur par négligence; l'écoulement est très-abondant et la douleur du canal très-vive pendant l'émission des urines.

Le 17. Pris quatre grammes de Kava le matin et autant le soir. Mictions nombreuses et sans douleur ; l'écoulement est encore abondant, mais moins crémeux.

Le 18. Kava 4 grammes matin et soir.

L'écoulement qui a sensiblement diminué est blanchâtre, aqueux. Rien de particulier à noter du côté des fonctions digestives. Pas de céphalalgie. L'appétit seul en paraît meilleur, malgré une nourriture presque exclusivement composée de conserves plus ou moins fraîches

Les 19, 20 et 21. Même traitement. L'écoulement diminue. Rien de particulier.

Le 20. L'écoulement ne se fait plus remarquer qu'en pressant fortement sur le canal d'arrière en avant et encore ne ramène qu'une gouttelette de mucosité hyaline.

Le 20. Le malade est complètement guéri.

OBSERVATION V (personnelle).

M. Alfred J..., âgé de 32 ans, forte constitution, est atteinte de blennorrhagie uréthrale depuis le 26 octobre 1875 ; il s'est soigné lui-même. en prenant des capsules de copahu.

Le 3 novembre, par suite d'un excès de table, l'écoulement a augmenté et l'inflammation est plus vive. Le malade qui est un de nos camarades, vient nous voir et nous avoue que cette affection, qu'il considérait comme peu de chose au début, commence à le fatiguer.

Le traitement par le Kava est proposé et accepté par M. J..., sans trop de répugnance de sa part, et de notre côté, nous étions heureux d'avoir l'occasion de faire une nouvelle expérience.

Le malade docile venait chaque jour dans notre chambre boire religieusement sa liqueur qu'il apprit vite à préparer. Ne possédant pas de râpe, il avait la patience de tailler 6 ou 8 grammes de la racine, en fines lamelles, avec un couteau ordinaire, de la faire macérer le temps voulu dans 600 à 800 grammes d'eau, et de filtrer la liqueur avec une serviette de toilette.

Le 5. J... prend trois verres de Kava préparés avec 6 grammes de racine, avant le repas du soir. La liqueur est avalée sans répugnance et *laisse un bon goût* dans la bouche. J..., que j'invite à dîner, est frappé de l'augmentation de son appétit, ce dont je pus me convaincre. Dans la soirée, mictions fréquentes, abondantes ; la douleur est diminuée, ce qui enlève au malade la crainte qu'il avait au début de la fonction ; les urines sont claires. Interrogé sur les phénomènes ressentis du côté des autres organes, le malade nous répond qu'il ne ressent rien de particulier ; ni céphalalgie, ni douleurs articulaires, ni sudation. Du côté de l'excitation produite sur le système nerveux central, il n'y a rien de bien particulier, peut-être un peu de stimulation.

Le 6. Ce matin, le malade a eu quelques érections, mais moins nombreuses que la nuit précédente. L'écoulement est très-abondant, comme le prouve son linge, épais, verdâtre.

Pris 4 grammes de racine le matin et autant le soir.

Le 7. Les mictions sont abondantes et nombreuses, surtout dans les deux ou trois heures après avoir pris la liqueur. La douleur est amoindrie et l'inflammation très-atténuée.

8 grammes de Kava en deux fois.

Le 8. J... prend 8 grammes de racine dans la soirée seulement.

Le 9. Le malade interrogé sur les phénomènes ressentis dans la nuit après avoir pris 8 grammes de Kava, nous répond qu'il a uriné 9 fois abondamment, lorsque d'habitude il n'urine jamais la nuit, que les urines étaient claires comme de l'eau et qu'il n'a pas ressenti de douleurs ; il a lu son journal comme d'habitude et s'est ensuite endormi. Le matin, une érection de courte durée apaisée par la miction.

L'écoulement est fort abondant, mais sa consistance et sa couleur sont changées ; la phlogose est diminuée.

J... prend encore 8 grammes de Kava le soir.

Le 10. Sept abondantes mictions pendant la nuit dernière. Pas de douleur ; l'écoulement qui diminue sensiblement est plus clair et blanchâtre. Kava 6 grammes.

Le 11. Cinq mictions abondantes la nuit dernière ; l'inflammation et la douleur sont nulles. L'écoulement se réduit à presque rien. Rien de particulier à noter par ailleurs.

Les 11, 12, 13. L'amélioration persiste et progresse. Kava, 6 gr.

Le 15. Guérison.

Il est bon de remarquer que pendant le cours du traitement, le malade a fumé, bu du vin et du café coupé avec du lait l exercice modéré.

OBSERVATION VI (Personnelle).

M. D..., âgé de 24 ans, constitution robuste, ressent une douleur assez vive dans le canal de l'urèthre, le 9 décembre 1875, à Paris. En exerçant une douce pression sur le canal, d'arrière en avant, on ramène une belle goutte de muco-pus verdâtre. L'émission de l'urine est très-douloureuse. M. D... a déjà eu la blennorrhagie, il y a un peu plus d'une année. Nous lui faisons prendre devant nous 8 grammes de la liqueur, en le priant d'uriner préalablement et de vouloir bien nous laisser constater l'action de la racine.

Après 30 minutes, une violente envie d'uriner se fait sentir; les urines qui sont claires, limpides, mais légèrement jaunâtres, s'élèvent à 800 grammes environ. Pendant cette miction la douleur a été presque nulle. Après 25 minutes encore le malade urine deux fois presque coup sur coup et très-abondamment. Ici la douleur dans le canal a *complètement disparu*. Le malade nous avoue qu'il ressent un surcroît d'activité dans l'idéation; le pouls est plein à 84. Les urines sont limpides et claires comme de l'eau. Rien de particulier à signaler par ailleurs.

Le 10. Au matin, le malade nous avoue qu'il a encore uriné quatre fois, ce qui porte à sept le nombre de mictions. Pas d'érections la nuit, le sommeil a été calme comme d'habitude. M. D... ne fait qu'un exercice modéré tout en s'abstenant de vin, de café et de liqueurs. Aujourd'hui l'écoulement est abondant, le muco-pus bien lié.

Kava, 4 gr. le matin et 4 gr. le soir.

A la suite de ces prises de la liqueur, les mictions d'urine claires ont apparu au bout de 20 minutes. La phlogose est sensiblement diminuée.

Le 11. Ce matin l'écoulement est moins épais, blanchâtre et moindre. Bronchite légère.

Kava, 8 grammes en deux fois, le matin et le soir.

Le 12. M. D... qui a un peu plus fatigué la veille que d'habitude, et bu de la bière, a eu deux érections un peu douloureuses la nuit.

Kava, 6 grammes. Bain tiède.

L'écoulement a diminué sensiblement.

Le 13. L'écoulement diminue encore et sa consistance est bien moindre.

Kava, 6 grammes.

Le 14. L'écoulement diminue et devient lactescent, très-clair. L'inflammation est presque nulle.

Le 15. Même état, même traitement.

Le 16. Etat général très-bon ; l'écoulement diminue visiblement ; le lingé est moins sali.

Le 15, 16, 17, 18. La guérison s'avance.

Le 20. L'écoulement catarrhal a complètement disparu et M. D... est guéri.

OBSERVATION VII (Personnelle).

M. C..., étudiant, âgé de 21 ans, s'expose dans la nuit du 4 au 5 janvier 1876.

Le 9. Une blennorrhagie intense se déclare : muco-pus verdâtre, abondant, grande cuisson à la verge.

Le 10. L'écoulement est très-grand, la miction douloureuse, les érections fréquentes et pénibles. Pesanteur dans les bourses pendant la marche. Rien à noter du côté des ganglions inguinaux. Etat général assez bon.

Kava, 6 gr. Suspensoir.

Le 11. M. C... nous avoue que la nuit précédente, les mictions ont été plus nombreuses qu'à l'ordinaire, sans trop de douleur. L'écoulement est très-abondant, épais.

Kava, 8 grammes en deux fois.

Le 12. Moins de pesanteur dans les bourses ; mictions abondantes, sans douleur. Rien à noter par ailleurs.

Kava, 6 grammes.

Le 13. L'écoulement est plus blanc qu'hier.

Le 14. L'état catarrhal diminue sensiblement. Amélioration notable dans les symptômes. Pas d'érections.

Kava 6 grammes.

Le 15. L'écoulement est moins épais et blanchâtre, aqueux.

Le 16. Orchite simple du côté droit.

Le traitement se trouve ainsi interrompu au moment où la guérison prochaine se faisait entrevoir. Perdu le malade de vue.

OBSERVATION VIII (Personnelle).

Faite à la martinique, le 8 février 1878. La quantité de racine a été de 6 grammes mise à macérer dans 600 grammes d'eau.

Trois heures après notre repas du soir et en nous couchant, nous avons pris 100 grammes de la liqueur (soit 1 gramme de racine) 9 heures 35.

Cette dose ne nous fait pas ressentir quelque phénomène particulier. A 10 h. 5', miction abondante d'urines claires. A 11 heures, nous prenons les 500 gr. qui restent de la liqueur. A 11 h. 15' c'est-à-dire après un quart d'heure, nous commençons à ressentir les effets de la pipéracée : sensation de bien-être, idéation accrue, mictions abondantes (cinq fois dans l'espace de deux heures). Les urines qui, à l'état habituel, sont assez chargées, deviennent claires comme de l'eau. La respiration s'accomplit largement et sans la moindre difficulté. Pouls à 78.

A 1 heure de la nuit, après une ronde à l'hôpital de la marine, nous allons nous coucher pour goûter un sommeil calme et tranquille jusqu'à 7 heures du matin.

Bien que nous fussions en dyspepsie, nous n'avons pas eu ni crampes d'estomac, ni vomissements pituiteux. Nous avons attribué cela au Kava bu dans la nuit.

Pour résumer, nous dirons :

1° Le kava (piper methysticum) est sialagogue ;

2° Il agit sur l'estomac à la façon des amers stimulants, augmente l'appétit sans produire sur le tube intestinal ni diarrhée, ni constipation, et peut-être prévient les affections catarrhales de cette partie du tube digestif ; son goût est agréable et l'on en devient vite un prosélyte.

3° Il produit une stimulation spéciale sur le système nerveux central, différant essentiellement de l'ivresse étylique et que nous nommons *stimulation Kavaïque ;*

4° Il n'est pas sudorifique ;

5° Il a une action fort puissante sur la diurèse aqueuse et peut se classer parmi les diurétiques les plus efficaces ;

6° Il n'engendre pas le priapisme comme on l'a dit, il le combat au contraire ;

7° Il est doué de propriétés *blennostatiques* remarquables et promptes : lorsqu'il s'attaque à une blennorrhée il en fait une blennorrhagie pour la mener à guérison ;

9° Il est d'une grande efficacité dans les cas d'élytrites ou d'uréthrites aiguës en calmant l'état inflammatoire, en faisant disparaître la douleur pendant la miction, lorsqu'il y a dysurie, et en supprimant le catarrhe muco-purulent de la muqueuse uréthro-vésicale, probablement à la faveur d'une action (Gubler) à la fois diurétrique et *blennostatique*.

L'action anticatarrhale paraît due à la résine et les effets diurétriques au principe neutre cristallisable, la kavaïne, et peut-être à un alcaloïde non cherché encore et dont la présence expliquerait mieux les phénomènes qui se passent du côté du système nerveux central ainsi que des modifications circulatoires et sécrétoires de l'appareil uro-génital.

Il a, sur les divers agents *blennostatiques*, les avantages marqués de ne produire ni diarrhée, ni constipation, d'être pris avec plaisir, d'augmenter l'appétit, de calmer ou de faire disparaître la douleur pendant la miction, de changer complètement la nature de l'écoulement et d'amener la guérison en un laps de temps très-court, — dix jours.

Nous ne saurions ici en recommander trop l'emploi. Les malades y trouveront d'immenses avantages et le médecin la satisfaction de posséder un agent thérapeutique sûr et à prompt effet contre une affection qui, malheureusement, trop souvent le désespère.

Nous exprimons encore ici le vœu de voir nos chimistes faire une analyse *complète* de la racine du Kava.

INDEX BIBLIOGRAPHIQUE.

Bulletin de l'Académie des sciences, t. 52, 53.

Bulletins de Pérussac, t. VI. — BOUGAINVILLE, voyages. — BRUAT, rapports. — CUZENT, O'Tahiti. — COOK, voyages. — DUMONT-D'URVILLE, voyages. — DUPOUY, journal de Thérapeutique (1876). DUHAUT-CILLY, voyage autour du monde. — FONSSAGRIVES, hygiène navale. — FORSTER. — GARNIER, voyage autour du monde. Journal de pharmacie et de chimie, t. 37, 39. — GUBLER, journal de Thérapeutique (1878). – GUIBOURT, histoire des drogues simples. GUBLER, commentaire du Codex. — LESSON, voyage autour du monde sur la *Coquille*.—LAPLACE, voyages. – LA PÉROUSE, voyages. MŒRENHOUT, voyages aux îles du grand Océan. — MÉRAT et DE LENS, dictionnaire.

Messager de Tahiti (1855-1858). — NADEAU, plantes usuelles des Tahitiens. — NÉE, annales des Cientias naturales. — O'RORKE, notes à l'Académie des sciences. — RIENZI, Océanie. — DE QUATREFAGES, les Polynésiens.

Revue contemporaine. — Revue coloniale, XV, XVI.